AF473410

ACADÉMIE DE MÉDECINE

DE LA

PONCTION DU PÉRICARDE

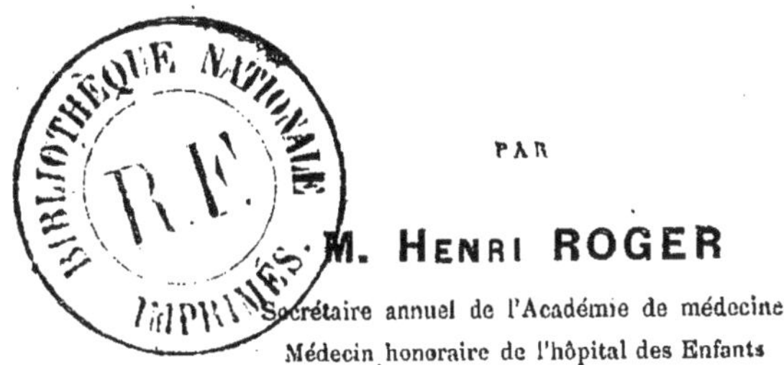
BIBLIOTHÈQUE NATIONALE R.F. IMPRIMÉS

PAR

M. HENRI ROGER
Secrétaire annuel de l'Académie de médecine
Médecin honoraire de l'hôpital des Enfants

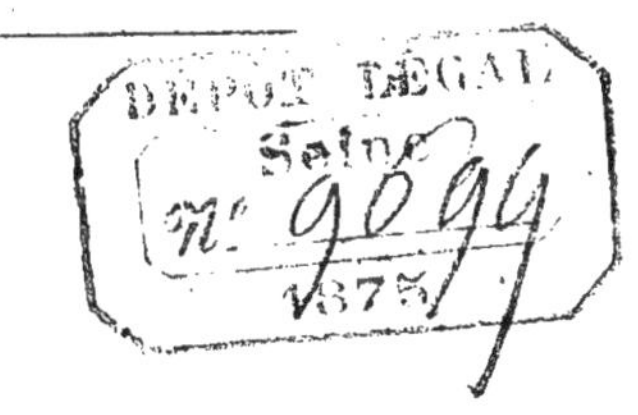
DÉPOT LÉGAL Seine nº 9094 1875

PARIS
G. MASSON, ÉDITEUR
LIBRAIRE DE L'ACADÉMIE DE MÉDECINE
PLACE DE L'ÉCOLE-DE-MÉDECINE
1875

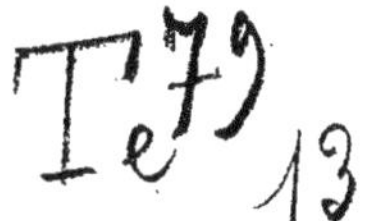
Te79 13

DE LA

PONCTION DU PÉRICARDE

RAPPORT

SUR

UNE OBSERVATION DE PARACENTÈSE DU PÉRICARDE
CONSIDÉRATIONS PRATIQUES
SUR LES GRANDS ÉPANCHEMENTS PÉRICARDIQUES
ET SUR LEUR TRAITEMENT CHIRURGICAL

Messieurs,

M. le docteur Chairou, médecin en chef de l'asile du Vésinet, a lu à l'Académie (1) une observation fort détaillée de *péricardite*, dans laquelle l'abondance de l'épanchement et la gravité des symptômes généraux l'avaient décidé à pratiquer la *ponction du péricarde;* au récit de ce fait, il a joint une note intéressante dont je vais avoir l'honneur de vous rendre compte en qualité de rapporteur et au nom d'une commission composée de MM. Legouest et Marrotte. Comme, dans ces dernières années, j'ai moi-même fait cette opération chez trois enfants placés dans des conditions à peu près semblables, je mettrai à profit cette occasion pour exposer quelques *considérations pratiques sur les grands épanchements du péricarde* et pour discuter l'opportunité de l'*intervention chirurgicale;* dans ce travail, je viserai principalement la *péricardite infantile* qui m'est mieux connue.

Auparavant, je rappellerai en peu de mots l'observation de M. Chairou; j'en indiquerai les traits saillants afin d'en faire mieux ressortir les conséquences nosographiques et thérapeutiques.

Thomirel (François), âgé de vingt-trois ans, soldat au 7e régiment d'artillerie, d'une constitution native médiocre (suffisante

(1) Dans la séance du 22 octobre 1872.

néanmoins pour qu'il ait pu faire la campagne de la Loire sans accidents sérieux), commença, sept semaines avant son arrivée à l'asile du Vésinet (le 31 juillet 1872) à ressentir un peu de gêne de la respiration. Jamais il ne souffrit d'un point de côté; il y eut seulement de la toux, une légère constriction à la poitrine, et surtout une diarrhée assez persistante qui fit croire d'abord à une maladie intestinale. Le début fut donc insidieux et même la péricardite fut réellement latente.

Lors de son entrée au Vésinet le jeune homme présentait déjà un certain degré de cachexie : l'amaigrissement était prononcé; les membres inférieurs, le scrotum et la paroi abdominale étaient œdématiés; on percevait une notable quantité de liquide dans la cavité péritonéale. L'habitus extérieur était plutôt celui d'un phthisique avancé que d'un individu atteint de maladie du cœur. La respiration était courte et fréquente; tantôt survenaient de véritables crises d'asphyxie, et tantôt des syncopes; les mouvements respiratoires se faisaient presque exclusivement aux dépens des muscles intercostaux, et le diaphragme semblait n'y prendre, pour ainsi dire, aucune part.

L'auscultation permettait d'entendre aux deux sommets de la poitrine, surtout à gauche, de nombreux râles sibilants et muqueux; à la base, du même côté, les mouvements respiratoires étaient très-faibles et le murmure vésiculaire à peine sensible; la voix prenait, en cette région, un timbre égophonique. La percussion manifestait inférieurement une matité absolue qui remontait, en arrière, au-dessus du quatrième espace intercostal, et s'étendait latéralement, en avant, jusqu'à la région précordiale; là, elle devenait considérable : elle dépassait de 2 centimètres le bord droit du sternum et remontait jusqu'au troisième espace intercostal; en bas, elle occupait tout le creux épigastrique. Malgré cette matité étendue, il n'y avait point de voussure appréciable, et la mensuration du thorax donnait, au contraire, à droite, une augmentation de volume (de 2 centimètres).

A la palpation, l'on ne percevait pas le moindre frémissement cardiaque, et le choc était nul. Les bruits du cœur pourtant continuaient à être entendus, surtout au voisinage du sternum et même jusqu'au cinquième espace intercostal gauche; mais ils étaient sourds, faibles et semblaient lointains. Le foie ne paraissait point malade (il fut trouvé, à l'autopsie, excessivement congestionné, ainsi que la rate) ; les urines ne contenaient pas d'albumine.

En résumé, il y avait là un *état pathologique fort complexe* : l'abondance des râles muqueux aux deux sommets de la poitrine rendait presque certaine l'existence de *tubercules pulmonaires*; d'autre part, l'étendue de la matité, l'égophonie et la diminution du murmure vésiculaire, la grande faiblesse des battements du cœur donnaient à penser qu'il s'était fait un *épanchement double*, occupant à la fois la *plèvre gauche* et *le péricarde*.

En raison de la gravité des phénomènes généraux et de la répétition des syncopes, il y avait urgence d'intervenir : M. Chairou, jugeant que l'évacuation simultanée des deux collections ne pouvait s'effectuer sans provoquer de sérieux accidents et peut-être une syncope mortelle, préféra pratiquer d'abord la *thoracocentèse*, dans l'espoir de rétablir le péricarde et le cœur dans leurs rapports normaux avec les organes environnants. La ponction fut faite le 2 septembre, au moyen de l'aspirateur Dieulafoy, et donna issue à 1430 grammes d'un liquide jaune très-foncé. Il ne s'ensuivit aucun soulagement appréciable : immédiatement après l'opération, la matité précordiale s'étendait encore depuis le bord droit du sternum jusqu'à 5 ou 6 centimètres en dehors du mamelon gauche, c'est-à-dire sur une largeur de près de 20 centimètres. De même, les dimensions verticales de la matité restaient sensiblement identiques, en sorte que l'existence d'un épanchement énorme, occupant la région antérieure et médiane de la poitrine et débordant le creux épigastrique, devenait tout à fait évidente.

Deux jours plus tard, les phénomènes asphyxiques augmentant, la *paracentèse du péricarde* fut décidée. L'état général était alors fort mauvais : le malade ne pouvait rester couché sans être pris de suffocations ; il avait une dyspnée et une angoisse extrêmes, ainsi qu'une sensation de constriction permanente à la base de la poitrine.

La *ponction* fut pratiquée dans le *cinquième espace intercostal*, à 2 centimètres en dehors du mamelon, point où l'on ne sentait aucunement battre la pointe du cœur et où l'auscultation montrait que les bruits cardiaques étaient très-éloignés. L'aiguille (n° 2 et pompe moyenne) fut poussée d'avant en arrière et de dehors en dedans, jusqu'à une profondeur de 6 centimètres. Un flot de sérosité rougeâtre, analogue à de l'eau de groseilles, très-chargée en fibrine, se précipita dans le réservoir; on en tira un peu plus de *mille* grammes. L'opération dura une demi-heure; pendant tout ce temps, le pouls demeura le même, petit et dépressible. Il y eut une légère tendance à la syncope; mais finalement aucun accident ne survint. Les battements du cœur restèrent toujours faibles et lointains; la seule modification apparente fut la diminution d'étendue de la matité. La mensuration totale de la poitrine donnait 2 centimètres de moins qu'avant les deux ponctions.

Quoique la respiration fût encore très-fréquente, le malade accusa un soulagement notable, et, pour la première fois depuis plus d'un mois, il put se coucher et dormir quelques heures. Le lendemain même il commit l'imprudence de se lever et de se promener dans les galeries, sans en éprouver ni gêne ni fatigue.

Mais cette amélioration ne fut pas de longue durée : le 7 septembre, quatre jours seulement après l'opération, l'on constatait la reproduction de l'épanchement dans le péricarde et aussi dans la plèvre; le pouls, d'abord tombé de 150 à 110, était remonté 140; l'œdème des membres n'avait nullement diminué; l'inertie du diaphragme persistait, et avec elle la dyspnée qui en était la conséquence.

Les jours suivants, il se fit pourtant une détente assez marquée dans les principaux symptômes, et quoique l'issue finale ne parût guère douteuse, on put espérer de voir se prolonger quelque peu la vie du malade. Mais, au bout de deux septénaires, la diarrhée colliquative qui s'était montrée au début de l'affection reparut plus intense, et la mort survint sept semaines après la ponction du péricarde.

Nécropsie (quarante-trois heures après le décès). — A l'ouverture de la poitrine, on est d'abord frappé de l'énorme capacité du péricarde, qui occupe, pour ainsi dire, toute la cavité thoracique et déprime le diaphragme du côté de l'abdomen. Les poumons, refoulés en haut et en arrière, sont en partie atrophiés; ils adhèrent presque partout par des brides fibreuses, sauf le poumon gauche qui est soulevé et appliqué contre la gouttière vertébrale par un *épanchement* d'un litre environ. Le parenchyme pulmonaire, des deux côtés, est farci de *tubercules* à tous les degrés de leur évolution.

Le feuillet fibreux du péricarde, en avant, est libre d'adhérences ; mais, en arrière, il est intimement soudé aux deux poumons et ne peut en être détaché qu'au moyen d'une dissection attentive.

La ponction *post mortem* du sac péricardique donne encore issue à plus d'un *litre de liquide*, qui, cette fois, n'est plus rouge comme après la paracentèse faite pendant la vie, mais jaunâtre et franchement *purulent*. En incisant la paroi du sac, on la trouve doublée d'une masse énorme de couches fibrineuses, d'une *épaisseur de 1 centimètre* au moins. Cette masse englobe complétement le cœur et l'origine des gros vaisseaux. Des capillaires nombreux pénètrent sur certains points les néomembranes, et probablement ils avaient été la source de l'hémopéricarde constaté à la première ponction.

L'*examen au microscope* (1), tout en confirmant ces lésions anatomiques, montra de plus qu'il existait un grand nombre de *granulations tuberculeuses*, surtout à la face externe du feuillet pariétal du *péricarde* et au niveau du point de réflexion de la séreuse sur les gros vaisseaux. Entre les lamelles fibrineuses se voyaient de nombreux leucocytes.

Tel est, messieurs, le fait intéressant que vous a présenté avec talent M. le docteur Chairou. Je veux, pour le moment, me borner à quelques remarques.

Et d'abord, voilà une affection très-compliquée, caractérisée à l'autopsie par des lésions considérables, qui cependant aurait pu, sur le vivant, passer presque inaperçue, si l'exploration n'avait porté au delà des désordres fonctionnels : un peu de constriction et d'anxiété précordiales, une dyspnée modérée, un affaiblissement progressif qui pouvait dépendre de la tuberculose au moins autant que de la péricardite, tels sont les troubles de fonctions qui traduisaient des altérations organiques profondes et qui les traduisaient si imparfaitement. Celles-ci n'étaient positivement révélées que par les signes physiques

(1) Fait avec soin et compétence par M. le docteur Rendu, lauréat des hôpitaux (médaille d'or), un de mes anciens internes les plus distingués.

au moyen desquels il fut possible de diagnostiquer avec certitude la *phthisie pulmonaire*, la *pleurésie* et la *péricardite.*

Un second point fort important, c'est l'amélioration qui suivit immédiatement la paracentèse du péricarde : tandis qu'après la thoracocentèse le soulagement avait été presque nul, dès que le sac péricardique est débarrassé du liquide compresseur, la dyspnée diminue, le décubitus horizontal devient possible, et un sentiment de bien-être général succède à l'angoisse des jours précédents. Ce sont là certainement des effets très-remarquables; et l'on peut, sans exagération, attribuer la prolongation de l'existence, pendant sept semaines, à cette intervention opportune. Mais, d'un autre côté, il faut reconnaître que la reproduction de l'épanchement n'a point tardé à se faire (trois jours seulement après la ponction), résultat d'ailleurs inévitable en présence des conditions anatomo-pathologiques du péricarde créées par la phlegmasie. Si donc l'opération a rendu un service signalé au malade, en éloignant la cause immédiate d'une mort très-prochaine, elle a été impuissante pour arrêter effectivement le cours de la maladie et pour en empêcher la terminaison fatale.

L'observation de M. Chairou et les trois faits que j'ai recueillis (et dont il sera question plus loin) montrent bien *dans quel cas le praticien doit agir*, et *dans quelle mesure il peut compter sur la ponction du péricarde comme ressource thérapeutique :* si dans ces exemples de péricardite l'opération était indiquée, c'est qu'il s'agissait de *grands épanchements* et aussi que *les accidents asphyxiques menaçaient.*

En effet, il ne faudrait pas croire que la paracentèse du péricarde fût devenue une opération facile, innocente, souvent opportune et souvent salutaire, depuis les progrès dans la diagnose physique et le perfectionnement réel apporté au procédé opératoire par M. Dieulafoy (1); sous prétexte de quelques demi-succès obtenus par les ponctions aspiratrices, il ne faudrait pas être tenté de la prodiguer, comme on l'a fait dans ces derniers temps, pour la thoracocentèse, qu'on n'a pas seulement réservée aux empyèmes (où elle est nécessaire), aux

(1) Voy. le *Traité de l'aspiration des liquides morbides*, récompensé par un *prix* de l'Institut.

vastes et rapides épanchements séreux (où elle peut être nécessitée), mais qu'on a appliquée aux collections moyennes et même petites, avec de nombreux mécomptes et parfois avec des résultats malheureux : grandeur de l'épanchement, urgence d'accidents qui menacent la vie, telles doivent être pour l'opérateur les deux conditions décisives.

Je vais maintenant examiner à la lumière des faits : 1° quelles sont les *indications* et *contre-indications de la paracentèse du péricarde;* 2° quel est le meilleur *mode opératoire;* 3° quels ont été les résultats de l'opération et quelle en est la *valeur thérapeutique.*

I

Voyons d'abord ce qu'on doit entendre par un *grand épanchement* du péricarde : ici une précision mathématique n'est pas possible; car très-différente est la capacité du sac péricardique selon les sujets, leur âge, et surtout selon le mode de développement de la péricardite. Telle quantité de liquide qui ne donnera lieu qu'à des symptômes insignifiants s'il s'est amassé d'une manière lente et progressive, déterminera des accidents de suffocation ou de syncope imminentes, si la collection s'est faite rapidement. Aussi est-il difficile de marquer au juste la limite au-dessous de laquelle un épanchement du péricarde rentre dans la catégorie des *collections moyennes* qui ne sont plus justiciables d'une intervention armée. Vient-on à consulter ce que disent à ce sujet les auteurs et les statistiques, on trouve des écarts assez grands, depuis les épanchements où la paracentèse n'a pas évacué plus de 200 à 300 grammes jusqu'aux chiffres de 1500 à 2000 (Heger), jusqu'à celui de huit livres de sérosité, chiffre invraisemblable, qu'on ne croirait pas vrai s'il n'était signé Corvisart (obs. X). Entre ces extrêmes, on peut dire que les grands épanchements du péricarde sont rarement de plus d'un litre de liquide, et que la quantité ordinaire (du moins celle qu'on extrait par l'opération) est de 500 à 800 grammes (1). M. Dieulafoy, dans des expériences sur le cadavre (2), a injecté dans le péricarde de 750 à 950 grammes d'eau : comme la sécrétion pathologique se fait avec une cer-

(1) Trousseau, Aran, Schuh, Champouillon, etc.

(2) Il relate avec détails trois expériences. Après avoir enlevé avec précau-

taine lenteur, on conçoit que le sac péricardique puisse en être distendu plus que par l'injection et en contenir 1000 à 1500 grammes. D'après Laennec, la moyenne serait de 500 à 1000 grammes et parfois davantage.

Arguant du peu de signes stéthoscopiques de la péricardite (le *bruit de frottement* qu'il avait entendu, dénommé, décrit, il le rejeta définitivement comme une erreur de son oreille), Laennec avait déclaré très-difficile le *diagnostic des hydropéricardes* quand le liquide collecté était de moins de 500 grammes : « Je pense, disait-il, que ceux qui passent deux ou trois livres pourront être *quelquefois* reconnus. » Sans doute l'immortel inventeur de l'auscultation, par une faiblesse inhérente aux mortels, exagérait à dessein les difficultés de la diagnose, afin de ne pas avouer la supériorité, dans ce cas, de la percussion, laquelle florissait alors entre les mains de Corvisart. Quoi qu'il en soit, le temps a vite fait silence autour des écoles rivales, et maintenant nous apprécions sans parti pris et nous utilisons les mérites de l'un et de l'autre mode d'exploration clinique, mérites égaux, tout compensé, mais très-différents selon la différence des états organo-pathologiques.

Ainsi, grâce aux progrès de la *plessimétrie* (M. le professeur Piorry en fut l'infatigable promoteur), il est ordinairement facile, pour le praticien exercé, de reconnaître les épanchements du péricarde, non-seulement les grands, mais encore les moyens, à l'étendue de la matité précordiale et à sa forme en cône irrégulier à large base; même les petits, il est possible de les diagnostiquer chez les jeunes sujets, où les résultats de la percussion sont plus nets et plus facilement obtenus, en raison du peu d'épaisseur des parois thoraciques (1). Plus d'une fois,

tion le plastron sterno-costal en ménageant le péricarde, il y injecte de l'eau avec l'aiguille n° 1 de l'aspirateur à crémaillère (*loc. cit.*, p. 276).

(1) Dans la *péricardite des jeunes sujets*, les données de la percussion sont positives et d'une appréciation assez facile, avec de l'habitude, et pour peu que l'enfant s'y prête (il ne s'y refusera pas si l'on percute très-doucement). En frappant sur le doigt (le médius) qui sent le degré d'élasticité des parties sous-jacentes, il est aisé de s'assurer combien la matité de la région précordiale a augmenté d'étendue par le fait de l'épanchement liquide dans le péricarde. Cette matité dépasse alors d'un ou de plusieurs centimètres les limites précises que nous avons tracées pour la mensuration du cœur, chez les enfants, à l'état

dans le cours d'une péricardite infantile, j'ai pu assister, pour ainsi dire, à la formation de la collection séreuse qui, avec 50 ou 60 grammes de liquide, s'annonçait déjà par des signes positifs. C'est la plessimétrie qui permet aussi de donner la mesure des divers épanchements (mesure forcément approximative, puisqu'elle indique la hauteur et la largeur, mais non pas la circonférence totale du cône liquide).

Je reviens aux *vastes épanchements*, où la vie des malades est le plus menacée, où l'opération est, en conséquence, réclamée plus ou moins impérieusement.

Je disais tout à l'heure, qu'en général la *diagnose* n'en était pas difficile ; il peut néanmoins se présenter tel cas particulier où le praticien hésite, soit que les phénomènes caractéristiques fassent défaut, soit qu'il y ait coexistence de complications primitives ou consécutives qui détournent l'attention et fassent méconnaître, pendant un certain temps, l'affection cardiaque.

Assurément les signes des vastes épanchements sont nombreux, et il semble qu'on ne puisse s'y tromper : voussure considérable de la région précordiale, effacement du creux épigastrique, absence du choc du cœur contre la poitrine, ou frémissement ondulatoire tellement faible qu'il ébranle à peine la paroi thoracique ; éloignement des bruits du cœur, et, à la percussion, matité considérable, étendue depuis le deuxième espace intercostal jusqu'à la région diaphragmatique ; voilà un ensemble de phénomènes qui paraît devoir rendre impossible une *erreur de diagnostic*. Ajoutez encore un ensemble de désordres fonctionnels en apparence caractéristiques : dyspnée et même orthopnée, anxiété précordiale, petitesse et fréquence du pouls, cyanose, légère réfrigération des extrémités, tendance aux lipothymies, etc. Telle est la succession des sym-

physiologique, à savoir le deuxième espace intercostal pour la limite supérieure, et pour l'inférieure la cinquième côte. Si donc la matité s'élève en haut jusqu'au premier espace intercostal, en même temps qu'elle descend en bas jusqu'à la sixième côte ; si surtout elle franchit la limite latérale interne, c'est-à-dire une ligne verticale tirée du deuxième au quatrième espace intercostal, au niveau des articulations chondro-sternales gauches ; si on la voit s'étendre dans cette direction au delà du milieu du sternum et de son bord droit, nul doute qu'il ne se forme une collection péricardique dont on peut suivre et mesurer les progrès.

ptômes qui devrait, d'après la description classique, se présenter chez tous les malades atteints de grands épanchements du péricarde.

Mais souvent la réalité clinique ne répond pas à ce tableau, et il y manque bien des traits que le descripteur didactique avait réunis et même grossis pour l'enseignement *ex cathedra;* car la besogne du nosographe est autre que celle du clinicien : l'un décrit les espèces morbides, et l'autre les variétés; le premier considère surtout les cas ordinaires, simples (qu'il simplifie encore pour la facilité de l'étude), et le second s'attache de préférence aux cas insolites et complexes, de sorte qu'on pourrait dire que les annales de la clinique sont l'histoire des exceptions en pathologie.

Dans les formes rares de la péricardite, les *signes physiques* eux-mêmes, qui pourtant traduisent des lésions matérielles, sont faillibles : ainsi la *voussure précordiale* (un des signes les plus constants et les plus valables des épanchements du péricarde), qui est si évidente chez les jeunes sujets dont les parois thoraciques ont plus de minceur et de flexibilité, et qui était très-marquée chez nos trois petits malades, la voussure peut, dans certains cas de complications pleuro-pulmonaires et cardiaques, être simulée ou dissimulée par l'œdème des parois pectorales, par les saillies antérieures du poumon emphysémateux, par d'anciennes déformations du thorax; et, très-fréquemment, elle se confondra avec la dilatation uniforme du côté gauche due à une pleurésie concomitante. Tantôt elle est à peine visible, bien qu'il y ait un épanchement abondant (le malade de M. Chairou en est un exemple) ; tantôt, au contraire, elle semble manifeste, et cependant une ponction sèche, ou la nécropsie, apprennent au praticien surpris qu'il est tombé sur un cas exceptionnel, sur une tumeur du médiastin.

Il en est de même pour la *matité* dont la valeur sémiotique est ordinairement si grande : la délimitation, au moyen de la plessimétrie, du sac péricardique distendu par du liquide, aisée et nette, alors que la péricardite est simple, devient très-difficile quand il y a complication de pleurésie, de tubercules, ce qui advient communément. Lorsqu'une matité considérable de la région antérieure du thorax dépend à la fois et d'un épanchement du péricarde et de lésions des parties environnantes, comment distinguer avec précision celle qui appartient à l'un de celle qui signale les autres ? C'est là une difficulté qui va se représenter bien plus grande encore quand, dans ce désordre pathologique, il s'agira pour l'opérateur de reconnaître l'organe à attaquer au milieu de ceux qu'il doit respecter.

Et pareillement, quoi de plus variable que les *troubles fonctionnels*, déterminés par l'hydropéricarde ? Le malade de M. Chairou n'avait jamais éprouvé de douleur à la région du cœur, et il ne se plaignait que d'une sensation de serrement à la base du thorax, bien que la péricardite eût donné lieu à une sécrétion liquide de plus d'un litre; la dyspnée était venue graduellement, et elle était produite surtout par la pleurésie concomitante. Inversement, qui n'a vu, pour quelques grammes de sérosité rapidement épanchés dans le péricarde, survenir des accidents dyspnéiques et de véritables accès de suffocation, lesquels dans le cours d'un rhumatisme articulaire aigu, par exemple, augmentaient singulièrement la gravité immédiate de la maladie.

Dans certaines péricardites chroniques, à début insidieux et presque latent, ce n'est parfois qu'après un temps variable que les désordres fonctionnels augmentant par degrés jusqu'à leur summum ou s'aggravant d'une manière soudaine, décèlent les lésions du centre circulatoire et ramènent l'observateur dans la voie du diagnostic vrai.

La *dilatation du cœur* peut simuler complétement, du moins chez les jeunes sujets, un grand épanchement du péricarde : voussure costo-sternale, absence d'impulsion cardiaque, ondulation de la paroi thoracique analogue à la fluctuation d'un liquide ; bruits du cœur sourds, éloignés, parfois un peu soufflants; gêne cardiaque et respiratoire, cyanose, tout concourt à faire supposer une vaste collection dans le péricarde, d'autant plus que la matité transversale, dans ces cas de cœur globuleux, est toujours considérable. Le fait suivant démontre les difficultés quelquefois extrêmes de la diagnose, puisque l'incertitude persista jusqu'à la mort du petit malade.

1re OBSERVATION.— *Endocardite chronique ; dilatation excessive du cœur, simulant un grand épanchement du péricarde.*

Armandine Bernier, âgée de sept ans, souffrante déjà depuis

cinq ou six mois, sans manifestations rhumatismales antécédentes, entre dans nos salles au mois d'août 1870. Elle présente tous les symptômes d'une asystolie prononcée : petitesse du pouls, fréquence de la respiration ; œdème des membres inférieurs et des parois abdominales, avec ascite. Une voussure précordiale très-marquée fait tout d'abord penser à une péricardite. La paroi thoracique, à ce niveau, est soulevée par une ondulation isochrone aux battements du cœur ; ceux-ci, d'ailleurs, sont faciles à sentir et s'accompagnent de frémissement cataire, preuve qu'il existe une *affection organique valvulaire.* Mais, en même temps, la matité est si étendue qu'elle fait croire à la *coexistence d'une notable quantité de liquide dans le sac péricardique ;* elle remonte jusqu'au premier espace intercostal, et descend jusqu'à la sixième côte ; en dedans elle dépasse le bord droit du sternum, et, à gauche, elle arrive jusqu'à la partie postérieure de l'aisselle. Dans toute cette région, l'oreille appliquée sur la poitrine perçoit un bruit de souffle systolique, assez rude et prolongé, ayant son maximum à la pointe. L'examen des autres organes montre le foie très-augmenté de volume et les poumons engoués.

Un traitement actif (révulsifs locaux et diurétiques) est institué, et, malgré la persistance de la dyspnée et de l'infiltration des membres inférieurs, on constate positivement, à plusieurs reprises, la diminution de la voussure et de la matité précordiales, en même temps que les battements du cœur semblent plus forts et plus superficiels, et le souffle plus intense. Ces modifications, mises sur le compte des variations dans la quantité du liquide, ne changent rien à la marche progressive de la maladie : l'ascite augmente, l'hypertrophie du foie prend des proportions de plus en plus considérables, et la mort a lieu le 8 octobre, après deux mois de séjour à l'hôpital.

Malgré le souffle systolique et le frémissement cataire, j'avais supposé jusqu'au dernier jour la coexistence d'un *épanchement dans le péricarde ;* je m'étais même demandé si la paracentèse ne serait pas opportune ; finalement je m'étais abstenu (et bien m'en prit) devant les incertitudes du diagnostic et les hasards de l'opération. Pour voir si elle eût pu être faite avec raison et sans danger, je la pratiquai *sur le cadavre :* un trocart à hydrocèle fut enfoncé dans le cinquième espace intercostal, obliquement en haut et en dedans : au lieu de la masse liquide à laquelle on s'attendait, il ne s'écoula qu'environ 50 grammes de sérosité sanguinolente. La poitrine ouverte, on s'assura que l'instrument avait bien pénétré dans la cavité péricardique sans léser le cœur, mais il n'y avait *aucune trace de péricardite.*

En revanche, le cœur excessivement volumineux, gros presque comme les deux poings réunis (le cœur d'une enfant de 7 ans!) reposait sur le foie et sur la rate qu'il refoulait dans les hypochondres droit et gauche. Ses parois étaient très-minces, dilatées et distendues; elles n'avaient pas plus de 1/2 demi-centimètre d'épaisseur moyenne. L'endocarde, relativement peu altéré, présentait seulement une plaque d'induration au voisinage de la valvule mitrale; les orifices des ventricules, surtout le mitral, étaient extrêmement dilatés, ce dernier ayant une circonférence de 7 centimètres et demi.

Ainsi une simple *dilatation du cœur* (anévrysme passif des anciens auteurs) avait donné lieu à la plupart des symptômes d'une *vaste collection liquide.*

Un second cas, assez semblable, s'est présenté à mon observation en 1872 :

2e Observation. — C'était chez un petit garçon (Courcelles), entré à l'hôpital pour un rhumatisme articulaire aigu très-intense, et chez lequel nous vîmes se développer une endocardite. En quelques jours, une matité considérable, aussi étendue que chez la malade précitée, et une voussure précordiale très-appréciable se manifestèrent : les bruits du cœur prirent un timbre sourd et lointain, et, en même temps, la paroi thoracique devint le siége de ce frémissement ondulatoire donné comme signe caractéristique des vastes épanchements du péricarde. On ne douta pas, après examens répétés, qu'il n'y eût *endopéricardite avec collection liquide.* Comme dans le fait précédent, la maladie marcha très-vite : en quelques semaines, les jambes, le ventre, s'infiltrèrent, le foie devint énorme, l'ascite nécessita trois ponctions successives, enfin la mort survint.

L'*autopsie* fut absolument *négative quant à l'épanchement péricardique* et montra une énorme *dilatation du cœur,* dont les ventricules globuleux et déformés étaient distendus par des caillots sanguins.

Ici encore, si la ponction eût été faite, l'instrument aurait, sans aucun doute, atteint les cavités cardiaques (1).

A côté de ces faits, rares à la vérité, où le cœur lui-même, augmenté de volume, simule un hydropéricarde, il y en a d'autres plus fréquents (et qui ne sont pas anciens), dans lesquels c'est un *épanchement péricardique* qui a été pris pour un *épanchement pleural*, et ponctionné à ce titre. Cette erreur a pu être commise par les cliniciens les plus expérimentés. Dans la dernière discussion à l'Académie sur la thoracocentèse, j'ai rappelé que notre éminent collègue et ami M. Béhier avait loyalement raconté une méprise de ce genre à la Société des hôpitaux; il lui était arrivé d'enfoncer dans le péricarde et dans la plèvre gauche un trocart qu'il destinait exclusivement à la cavité pleurale?

J'ai cité, dans cette même discussion, une erreur analogue commise à l'hôpital des Enfants par mon honoré collègue M. Labric, un excellent praticien pourtant. Chez un enfant de six ans, affecté (croyait-on) de pleurésie double et de péricardite, on voulut pratiquer la thoracocentèse, et conséquemment on enfonça le trocart à 4 centimètres en dehors du mamelon gauche dans le cinquième espace intercostal; il s'écoula plus d'un litre de sérosité purulente. A l'autopsie on reconnut que l'instrument avait pénétré dans le péricarde; le liquide évacué par la ponction provenait exclusivement du sac péricardique et non pas de la plèvre que l'on avait eu l'intention de vider et qui était adhérente au poumon.

D'autres fois, chez des adultes, on a pu prendre pour une collection liquide du péricarde une *tumeur solide du médiastin*; et l'on conçoit cette méprise (très-rare en raison même de la rareté des tumeurs médiastines) pour les cas où coexistait un épanchement pleural.

Chez un malade, observé en 1868 à l'hôpital Saint-Antoine

(1) Il est possible que le liquide de cette péricardite rhumatismale qui avai varié de quantité (variations dans la voussure et dans la matité précordiales) au cours de la phlegmasie, ait été complétement résorbé à la fin; mais qu'il y ai eu, ou non, épanchement, toujours est-il que le cœur était énormément gros et qu'il eût été blessé dans une opération.

(dont l'histoire m'a été communiquée par M. le docteur Rendu), une tumeur située au devant du péricarde avait déterminé par voisinage une pleurésie qui nécessita la thoracocentèse. Malgré l'évacuation du liquide il restait à la région précordiale une matité que l'on ne savait à quoi rapporter, et qui fut considérée comme un signe de péricardite jusqu'au jour où des phénomènes de compression des nerfs et des vaisseaux de la poitrine vinrent fixer la diagnose.

Dire à propos du traitement chirurgical de la péricardite que la nécessité première est un diagnostic précis, rigoureux, complet, ce n'est point une banalité, car je viens de montrer que les erreurs sont faciles, qu'elles ne sont évitables qu'à force d'attention et qu'elles pourraient entraîner de déplorables conséquences. Il faut donc y regarder plus qu'à deux fois et être fort d'une certitude absolue avant de se décider à l'opération; et il y aurait une témérité blâmable à assimiler sous ce rapport la paracentèse du péricarde à celle de la plèvre : la ponction de l'une ou de l'autre cavité séreuse diffère autant pour l'opportunité, pour l'exécution et pour les suites, que diffèrent de gravité la péricardite et la pleurésie. La responsabilité de l'homme de l'art est tout autre, alors qu'il manie les médicaments ou le bistouri; et, comme en face d'un grand épanchement du péricarde, le trocart est sa dernière raison (*ultima ratio*), encore faut-il que cette raison dernière soit bonne; — et par là se trouvent justifiés (je l'espère de votre indulgence) les longs préliminaires que je viens d'exposer.

Je n'ai pas terminé le chapitre des erreurs à signaler comme preuve des difficultés que présente parfois le diagnostic des épanchements du péricarde (erreurs connues, et combien ne le sont jamais!) : aux méprises de l'opérateur ponctionnant l'une pour l'autre la cavité pleurale ou péricardique, je pourrais ajouter celle d'un grand chirurgien, Desault. — Il se décide à opérer d'urgence un malade de la Charité qui présente les symptômes les mieux accusés de l'hydropéricarde (pouls irrégulier, orthopnée, syncopes fréquentes, bouffissure de la face, dilatation de la région précordiale) : au moyen d'une incision faite entre le sixième et le septième cartilage des côtes, à gauche,

BIBLIOTHÈQUE NATIONALE R.F. IMPRIMÉS

vis-à vis de la pointe du cœur et qui divise successivement toute la paroi thoracique, il pénètre dans la poitrine, y introduit le doigt et reconnaît une poche fluctuante; il la prend pour le péricarde, l'ouvre avec un bistouri mousse, et évacue un litre de sérosité qui, à chaque expiration, s'échappe avec une espèce de sifflement (le poumon avait été sans doute atteint du même coup); l'écoulement fini, on sent avec le doigt reporté dans la plaie un corps uni qu'on pense être la pointe du cœur mise à nu. Après quarante-huit heures d'amendement procuré par l'opération, les accidents reparaissent, et la mort a lieu le quatrième jour. — On reconnut à l'autopsie que le *péricarde était adhérent au cœur*, et que son feuillet pariétal avait, en outre, contracté des adhérences avec le bord antérieur du poumon gauche. Il en était résulté une poche sus-diaphragmatique, laquelle avait été prise pour un épanchement intra-péricardique.

Ainsi, le grand chirurgien, avec l'assentiment des médecins consultants, avait, au lieu d'une paracentèse du péricarde, pratiqué une thoracocentèse et, en plus, une ponction du poumon.

Aux erreurs précitées qui sont relatives à la dilatation du cœur avec ou sans hypertrophie, j'en ajouterai pareillement deux autres, et qui étaient inévitables, puisqu'elles ont été commises par deux de nos collègues les plus honorés dans l'Académie : Vigla, un clinicien remarquable, et Trousseau, le professeur illustre.

Voici ces faits en abrégé :

M. Vigla trouve dans la salle de clinique de l'Hôtel-Dieu (service de Rostan, qu'il suppléait en 1842) un jeune homme dont la dyspnée allait jusqu'à l'imminence de l'asphyxie : on constate à la région précordiale une matité considérable, sans battements sensibles, avec absence de bruits morbides et même de bruits normaux du cœur. On diagnostique un vaste épanchement de liquide dans le péricarde, et l'on regarde l'opération comme nécessaire et urgente. Roux la commence avec des précautions très-grandes, donnant à l'incision la préférence sur la ponction, et l'événement prouva qu'il avait agi sagement. Une fois le thorax ouvert, le chirurgien, arrivé sur le péricarde, sentit et fit sentir le cœur, qui battait immédiatement sous le doigt introduit dans la plaie. On conçoit qu'il n'alla pas plus loin.— Le malade, qui, plongé dans l'insensibilité de l'asphyxie, n'avait pas eu, pour ainsi dire, conscience de l'opération, s'éteignit paisiblement. A l'*autopsie*, on ne trouva, dit M. Vigla, qu'une dilatation *phénoménale* du cœur avec amincissement des parois et sans endocardite. *Il n'y avait pas de sérosité dans le péricarde.*

Le second fait est rapporté par Trousseau dans sa *Clinique* :

Une jeune femme, récemment accouchée de son quatrième enfant, entrait à l'Hôtel-Dieu, se plaignant de respirer avec peine : elle avait en effet de la dyspnée; le visage était pâle, les lèvres bleuâtres, le regard anxieux; il y avait de l'œdème des extrémités inférieures; le pouls était petit, mais régulier. L'étendue de la matité dans la région précordiale et la douleur vive à la percussion témoignaient de l'existence d'une affection cardiaque. Depuis longtemps cette jeune femme, qui avait eu plusieurs attaques de rhumatisme articulaire aigu, souffrait de palpitations et d'essoufflement. L'affection était complexe : la matité considérable de la région précordiale, les battements sourds et éloignés, et, en outre, un bruit de râpe systolique, à la base, prolongé dans les vaisseaux du cou; la petitesse du pouls, etc., tous ces signes autorisaient à penser qu'il y avait épanchement dans le péricarde et rétrécissement de l'orifice de l'aorte, indépendamment d'une bronchite généralisée et d'une pleurésie gauche. — Trousseau se demanda s'il ne fallait pas pratiquer la paracentèse, et pendant qu'il hésitait, une amélioration si notable survint que la malade voulut absolument quitter l'hôpital, après un mois à peine de séjour. — Elle y rentrait au bout d'une huitaine, avec une aggravation extrême des accidents, et, après une agonie de quelques jours, elle succombait dans une syncope.

A la *nécropsie*, on trouva bien les lésions anatomiques de la péricardite; mais les fausses membranes, qui étaient de formation récente, flottaient dans une *petite quantité de sérosité*, et c'était par une hypertrophie considérable du cœur, et non point par la présence de ce peu de liquide, que s'expliquait la matité étendue de la région précordiale.

Trousseau conclut (et nous concluons après lui) qu'on ne saurait toujours affirmer l'existence d'un vaste épanchement du péricarde, alors même qu'on croit le reconnaître à la plupart de ses signes habituels, et partant, que si l'on juge la paracentèse nécessaire, on devra procéder avec beaucoup de prudence au manuel opératoire. . . . .

Outre l'indication capitale de la paracentèse fournie par la *quantité* de l'épanchement péricardique, y en a-t-il d'autres qui se tirent de la *nature du liquide* collecté et des *causes* de sa production?

Dans l'*hydropisie active*, par exemple, ou *hydropéricarde aigu* proprement dit, l'opération est-elle applicable? Il suffit, pour répondre à cette question, de se rappeler les causes pathologiques et la marche de ces épanchements : ils ne surviennent guère que dans la maladie de Bright, soit primitive, soit consécutive (le plus souvent à la scarlatine, chez les jeunes sujets). Sans doute la sécrétion se fait très-vite dans ces cas, et il peut en résulter des désordres fonctionnels, soudains et sérieux, de la circulation et de la respiration, d'autant plus qu'il se forme presque toujours, avant ou en même temps, un hydrothorax simple ou double; mais la sérosité très-ténue de ces hydropisies est de résorption facile. Ajoutez que ni le cœur ni le péricarde ne sont sensiblement altérés dans leur texture, et que celui-ci se laisse distendre par degrés, en proportion de la sécrétion morbide, et se dilate assez pour épargner au viscère une compression funeste. On lit dans le travail de Thore, sur l'hydropéricarde aigu consécutif à la scarlatine, que la guérison de l'hydropisie a presque toujours été complète dans l'espace d'un mois à six semaines (1). Le danger ne provient pas de l'épanchement péricardique lui-même, mais de la simultanéité des collections séreuses (hydrothorax, ascite, hydrocéphalie) : l'hydropéricarde, bien qu'il aggrave les désordres fonctionnels, n'est qu'un des éléments de la maladie. D'ailleurs, la quantité du liquide, sujet à des oscillations rapides de sécrétion ou de résorption, est rarement considérable. Pour toutes ces raisons, la paracentèse n'est point opportune; elle ne saurait non plus être efficace, puisque l'hydropisie du péricarde, comme les hydropisies multiples concomitantes, dépend d'une affection

(1) *Archives de médecine*, 1856.

organique, générale, et que sa durée et ses menaces sont subordonnées à celles de cette affection modifiable par les moyens internes ou par le temps seul. Je n'ignore pas que, au cours de ces albuminuries compliquées, une mort subite est parfois l'effet d'une irruption instantanée de sérosité dans le péricarde ; mais, malheureusement, contre ces coups soudains le thérapeute est désarmé, et la paracentèse ne saurait être proposée à titre préventif.

C'est surtout pour les vastes collections qui se forment dans la *péricardite*, que l'on a dû songer à une action chirurgicale; mais il faut, à cet égard, distinguer entre les épanchements de la *phlegmasie aiguë* et ceux de la *phlegmasie chronique.*

Lorsqu'une *péricardite aiguë* se termine fatalement (ce qui arrive moins souvent qu'on ne le pensait autrefois) (1) la mort est beaucoup moins le fait de l'épanchement que la résultante des altérations cardiaques simultanées (endocardite, myocardite), ainsi que des autres complications (rhumatisme, pleurésie, etc.). Tandis que, dans la pleurésie, la collection liquide est parfois très-abondante avec peu de fausses membranes, dans la péricardite ce sont les pseudo-membranes qui prédominent : épaisses, irrégulières, saillantes, elles tapissent et doublent le feuillet pariétal et viscéral (le cœur ayant, comme on l'a dit, l'aspect d'une pomme de pin, ou mieux, d'un ananas); ces surfaces hérissées s'accolent, et des adhérences partielles se forment bientôt, qui emprisonnent le liquide dans des mailles fibrineuses et s'opposent à une sécrétion ultérieure; puis, la cavité du péricarde s'oblitère par suite de la généralisation des adhérences (qui se font parfois aussi entre le feuillet pariétal et le sternum); et le cœur, restant gros ou s'hypertrophiant, il en résulte une lésion complexe qui donne lieu à la plupart des signes physiques et des symptômes fonctionnels des vastes épanchements péricardiques, c'est-à-dire qu'il y a encore, dans

(1) On croyait jadis que la péricardite aiguë était très-rare et presque toujours mortelle; on sait aujourd'hui qu'elle est assez commune, et qu'elle guérit souvent, et on l'a appris par la percussion qui dénonce les épanchements, même médiocres, et par l'auscultation qui révèle les péricardites sèches (*frottement doux*, *frottement-souffle*).

cette *symphyse cardiaque*, une nouvelle cause d'erreur pour le diagnostic et de risques pour l'opération.

Mais, dans certains cas, le liquide se forme avec rapidité : s'interposant entre les pseudo-membranes, moins abondantes, qui sont déposées sur le cœur et sur le péricarde aux parties correspondantes du feuillet séreux, il met obstacle aux adhérences; et, si la sécrétion continue à se faire, la résorption étant moins facile pour la sérosité inflammatoire que pour la sérosité hydropique, la collection devient considérable. On connaît les effets primitifs et consécutifs de ces grands épanchements : ce sont, à l'état aigu, les plus graves désordres de la circulation et de la respiration ; c'est la redoutable symptomatologie que nous avons retracée; ce sont des menaces de mort prochaine; et si l'organisme résiste et que la maladie puisse devenir chronique, des lésions secondaires vont se développer et déterminer une anhématosie, une asphyxie plus lentes; mais l'issue funeste, pour être retardée, n'en arrivera pas moins sûrement.

Dans ces moments critiques, alors que la médication interne est impuissante, l'intervention chirurgicale offre encore des ressources. S'il y a certitude sur la présence d'un vaste épanchement, et sur l'absence de complications pleuro-pulmonaires, l'opération doit être tentée ; et elle est d'une utilité immédiate, car elle fait cesser instantanément les accidents de compression que cause la réplétion du péricarde sur le cœur et les organes voisins. Toutefois il ne faut pas oublier que le péril en est reculé et amoindri, mais non complétement conjuré; même en supposant l'évacuation du liquide effectuée dans les meilleures conditions, il s'ensuit presque nécessairement une adhérence généralisée des feuillets péricardiques, circonstance morbide qui devient le point de départ d'une maladie organique du cœur à évolution plus ou moins lente. La paracentèse sauvegarde le présent et non pas l'avenir. De là il faut, de la part du médecin, autant de décision que de prudence; bien qu'il y ait alors *occasio præceps*, l'urgence des accidents ne justifierait pas un excès de précipitation. L'observation suivante montre en effet que, même dans les cas en apparence les plus graves, la guérison peut survenir spontanément.

3e Observation. — En 1865 entrait à l'hôpital des Enfants

une petite fille (Eugénie Viougeard) d'une douzaine d'années, qui sans cause connue, sans rhumatisme ni fièvres éruptives antécédents, sans tubercules ni affection cardiaque actuels, offrait tous les signes d'un grand épanchement péricardique et des symptômes d'oppression fort intenses. Je dus songer très-sérieusement à la ponction du péricarde; mais auparavant, j'essayai des révulsifs locaux et des diurétiques. L'effet de ces remèdes fut assez bon pour que, au bout d'un mois environ, l'enfant sortît guérie sans conserver la moindre trace d'épanchement. Évidemment, dans ce cas, si j'eusse opéré, le résultat eût pu être porté à l'actif de la paracentèse; mais celle-ci pouvait entraîner bien des accidents, et en somme, je n'ai eu qu'à m'applaudir d'avoir temporisé.

La situation de l'homme de l'art est véritablement embarrassante dans ces cas de péricardite aiguë, où l'on peut se demander si la guérison ne se fera point par les seuls efforts de la nature, et où, d'un autre côté, l'on sent que l'opération écartera un danger pressant. Dans la *péricardite chronique*, où le sac membraneux atteint un volume excessif, l'opération semble plus facile au premier abord; mais elle s'adresse à des lésions secondaires qui persisteront après l'extraction du liquide et compromettront la guérison finale.

Ainsi le péricarde se double alors de néomembranes stratifiées et vascularisées dont les couches successives rappellent exactement celles de la pachyméningite; du tissu conjonctif s'organise dans ces néomembranes, tellement que le feuillet externe du sac péricardique forme une coque rigide dont l'épaisseur est ordinairement de 3 à 5 millimètres et va parfois en certains points jusqu'à 1 centimètre et davantage. Dans ces conditions nouvelles la résorption devient impossible, et les deux faces de la séreuse, toujours écartées par le liquide, indurées par la transformation des pseudo-membranes, n'ont plus la moindre tendance à se réunir et à clore la cavité du péricarde. — Ainsi le cœur est altéré par la péricardite, comme par l'endocardite (qui est à peu près constante), et il subit des altérations de volume (congestion, hypertrophie) et de structure (ramollissement, état granuleux des fibres musculaires); la présence même du liquide inflammatoire, où il est en quelque sorte macéré, nuit singulièrement à son fonctionnement normal : gêné par la compression de ce liquide, atteint dans sa constitution intime, il se trouve prédisposé aux coagulations spontanées, aux thromboses, qui pourront amener des syncopes mortelles.

Ajoutez l'embarras toujours croissant de la circulation pulmonaire, les congestions inévitables des poumons, de la rate et du foie, les hydropisies des séreuses, et vous aurez le tableau des conséquences ultimes de la péricardite chronique, laquelle aboutit presque nécessairement, en un temps assez court, aux mêmes désordres que les maladies organiques du cœur.

Et pourtant, malgré les apparences symptomatiques les plus défavorables, la ponction, si l'épanchement est le résultat d'une pure phlegmasie du péricarde et s'il n'y a point de complications cardiaques, la ponction est encore indiquée et la guérison peut être obtenue, C'est la chance heureuse qui est échue à un malade de M. le docteur Champouillon. Son histoire est tellement exceptionnelle qu'elle mérite d'être citée de nouveau pour servir d'encouragement dans des cas semblables (1).

(1) Dans le courant de mai 1849, D..., voltigeur libéré, se rendant de Lyon à Brest, fut obligé de s'arrêter à Paris, incapable d'aller plus loin. A son entrée à l'hôpital il présentait l'état suivant : pâleur, bouffissure de la face, dyspnée continuelle, se calmant un peu par l'inclinaison du corps en avant ; voix faible, essoufflement ; pouls petit, fréquent, mais non fébrile ; voussure fortement accusée entre la troisième et la septième côte gauches ; absence, sur ce point, de murmure vésiculaire et de battements du cœur ; ceux-ci ne se font entendre qu'au delà du sternum, à droite ; on sent que l'organe ne se meut que péniblement. Dans toute l'étendue de la voussure, et même en dehors de ses limites, matité absolue ; respiration pulmonaire puérile, sans bronchite ni égophonie ; léger œdème des pieds et des mains ; tendance à la syncope. — Cinq mois auparavant, cet homme avait été atteint d'un rhumatisme articulaire avec péricardite aiguë. Un vaste hydropéricarde était évident. Sur les pressantes demandes du malade, M. Champouillon se décide à la ponction.

Il s'agissait avant tout de faire un choix entre les diverses méthodes proposées pour la ponction du péricarde. Le procédé de Boyer fut adopté. Le sujet étant couché sur le dos, les bras élevés parallèlement au-dessus de la tête, un trocart légèrement courbe, dirigé obliquement de haut en bas et de dehors en dedans, fut plongé entre la quatrième et la cinquième côte, et à quelques centimètres du bord gauche du sternum. La maigreur du sujet et la voussure de la poitrine rendaient cette ponction très-facile. Le liquide qui s'échappe par la canule en sort d'abord par un jet ferme et continu, puis ne vient plus que par ondées intermittentes qui correspondent assez exactement aux mouvements du

Les grands épanchements de ce genre où l'on rencontre exclusivement des lésions inflammatoires et par conséquent curables de la séreuse péricardique sont rares. Le plus souvent il y a une complication qui ne permet pas la guérison complète, c'est la *tuberculose*.

Les cliniciens ont déjà remarqué que, pour les épanchements chroniques de la plèvre, les plus abondants sont assez ordinairement ceux qui se forment avec lenteur sous l'influence de la diathèse tuberculeuse, et par suite de l'irritation sécrétoire que provoquent les granulations disséminées sur les feuillets pleuraux. Il en est de même pour la péricardite chronique : c'est ce que démontrent les autopsies des malades de M. Chairou, de M. Baizeau et de Trousseau : sur les trois enfants que j'ai ponctionnés deux avaient également des tubercules du péricarde; de sorte que, considérant ces faits, je serais tenté, dans certains cas de péricardite chronique, de soupçonner la nature tuberculeuse de l'épanchement, rien que d'après l'abondance extrême de la collection et malgré l'absence de signes fournis par l'auscultation pulmonaire.

cœur. Dans le moment où le malade exécute une évolution jugée nécessaire à l'entier épuisement du liquide, il survient une syncope qui dure près d'une minute et cause quelque alarme parmi les assistants. Dès que l'écoulement commence à languir, la canule est retirée par un mouvement rapide, en même temps que la peau, qui avait été fortement relevée avant la ponction, est vivement abaissée. La quantité de liquide obtenu s'élevait à 615 grammes; la teinte en était un peu verdâtre, la transparence très-louche. M. Dujardin y trouva, au microscope, quelques globules de pus et des cellules épithéliales.

D... fut condamné à rester au lit, dans une immobilité aussi complète que possible, afin de prévenir le retour d'une syncope. L'état de ce malade ne parut pas d'abord s'améliorer d'une façon très-satisfaisante; néanmoins une promenade d'un quart d'heure était devenue possible, facile même, le quatorzième jour après l'opération. L'appétit, les forces, le coloris, reparurent graduellement, l'œdème s'effaça de bonne heure, le cœur quitta la position qu'il avait prise et revint dans sa situation normale ; ses battements rentrèrent peu à peu dans l'ordre naturel. La voussure persiste, mais la respiration, encore un peu faible, il est vrai, est facilement perçue dans toute l'étendue du poumon gauche; en un mot, la restauration s'opère sur tous les points de l'économie.

Six semaines après avoir été opéré, D... quitta l'hôpital dans un état de santé satisfaisant, et put regagner la Bretagne, où il s'employa comme manouvrier. Seize mois plus tard, il prit du service à bord d'un bâtiment marchand. Depuis lors, le sujet a été perdu de vue. (*Gaz. des hôpitaux*, 1865.)

Lorsque cette complication est évidente, je crois que la constatation d'une maladie qui est incurable devra refroidir singulièrement l'ardeur du paracentésiste; mais si la tuberculose est douteuse, l'indication de la ponction subsiste, et le moment en sera déterminé par la marche des phénomènes asphyxiques.

A l'inverse de la pleurésie qui, soit tuberculeuse, soit inflammatoire, amène assez fréquemment des empyèmes primitifs, la péricardite donne rarement lieu à des *collections purulentes* d'emblée. Je n'en vois pas d'exemple dans les observations citées (1). Cette différence dans la nature des épanchements ne saurait dépendre de la structure de la plèvre comparée à celle du péricarde, et l'on ne peut guère admettre une tendance inégale de ces séreuses à la suppuration : il est plus simple de penser que l'épanchement péricardique tue les malades avant qu'il n'ait eu le temps de passer à la purulence, tandis que la pleurésie unilatérale, même suppurée, laisse intactes les fonctions du poumon congénère. Dans le cas où la péricardite serait reconnue ou plutôt soupçonnée purulente, les règles de conduite applicables à tous les abcès seront évidemment indiquées et l'opération justifiée d'avance; mais jusqu'ici la clinique n'a guère fourni, que je sache, de faits de ce genre.

A plus forte raison n'y a-t-il pas lieu de songer à la paracentèse quand l'épanchement survient dans le cours d'une maladie septique et infectieuse, telle que l'infection purulente, la fièvre puerpérale, l'ostéomyélite aiguë (plus d'une fois j'ai trouvé, chez les enfants affectés d'abcès juxta-épiphysaires, du pus dans la cavité du péricarde, comme il y en avait dans les plèvres, les méninges, etc.). Est-il besoin de dire que la lésion locale disparaît alors et s'efface complétement devant l'état général? D'ailleurs, ces sortes de péricardites suppurées sont presque latentes au point de vue des symptômes fonctionnels; elles échappent souvent à la diagnose, et toujours aux ressources thérapeutiques; elles ajoutent leur gravité propre à celle de la purulence des autres organes, mais jamais par elles-mêmes elles ne sauraient devenir l'occasion d'une intervention chirurgicale.

(1) C'est surtout consécutivement à la ponction que le liquide péricardique, d'abord séreux, a été trouvé puriforme, comme il advient parfois dans la thoracocentèse (obs. Chairou, etc.).

Un mot maintenant sur la paracentèse considérée au point de vue des *épanchements sanguins du péricarde*. Abstraction faite des hémopéricardes produits par le traumatisme, rien de plus rare que les hémorrhagies du péricarde : si l'on donne le nom de *péricardite hémorrhagique* aux collections dans lesquelles, au lieu de sérosité plus ou moins citrine, on trouve un liquide coloré par un peu de sang, j'accorde que cette variété est assez fréquente à l'autopsie. Mais dans ce mélange ultime de quelques gouttes de sang, on ne saurait voir une exsudation sanguine, effectuée certainement pendant la vie, analogue à celle qui se fait dans les néomembranes des méninges ou dans la tunique vaginale, dans les cas d'hémorrhagie méningée ou dans ceux d'hématocèle du testicule. Jusqu'ici je ne connais qu'un exemple irrécusable d'épanchement sanguin du péricarde qui doive être attribué à ce processus pathologique : c'est celui qu'a raconté M. le docteur Fernet (1).

Ajoutons toutefois que dans les *tumeurs cancéreuses du médiastin*, surtout quand le cancer a envahi le péricarde, il détermine une suffusion séro-sanguine intra-péricardique, exactement comme celui de la plèvre s'accompagne de pleurésie hémorrhagique. Ce signe a une grande valeur, si bien que lorsqu'on voit s'écouler, pendant la thoracocentèse, un liquide très-sanguinolent ou même du sang pur, on a de fortes présomptions pour affirmer, après coup, l'existence d'un cancer pleural.

Le diagnostic de l'hémopéricarde ne repose d'ailleurs que sur des probabilités : de même que pour reconnaître une péricardite suppurée on fait intervenir la véhémence de l'état fébrile, la gravité des phénomènes généraux, l'existence d'une

(1) Un jeune homme de seize ans, dans la convalescence d'une fièvre catarrhale, fut pris d'oppression, de dyspnée extrême avec menaces de suffocation, puis d'œdème des membres inférieurs ; on constata facilement tous les signes d'une vaste collection dans le péricarde, et l'affection se termina par la mort. Dans les derniers temps il s'était fait aussi une même collection dans la cavité pleurale. A la nécropsie on trouva 2 litres et demi de sang et de sérosité dans la cavité péricardique ; des néomembranes épaisses en tapissaient le feuillet séreux ; elles présentaient de nombreuses vascularisations et des traces d'ecchymoses multiples qui montraient bien l'origine de l'hémorrhagie aux dépens des vaisseaux de nouvelle formation.

pyohémie, ainsi l'on ne peut soupçonner l'épanchement sanguin du péricarde que si l'on observe simultanément d'autres hémorrhagies, telles que, ecchymoses sous-cutanées, épistaxis, stomatorrhagies, hématuries, etc.

Quelle que soit la cause de l'hémopéricarde (scorbut, purpura, etc.), il y a, dans tous les cas, *contre-indication à la paracentèse*. S'il est simple et non diathésique, on peut supposer qu'il se résorbera de lui-même, à peu près comme un épanchement séreux; s'il est lié à des hémorrhagies spontanées multiples, c'est la généralisation de ces hémorrhagies, bien plus que leur localisation, qui en fait l'extrême gravité, et conséquemment il n'y a aucun bénéfice pour le malade à espérer de la paracentèse.

Dans quelques opérations (et entre autres dans la première des ponctions que j'ai faites au péricarde) on a vu sortir de la canule du trocart une sérosité très-chargée de sang, ou même du sang pur. Je me demande aujourd'hui, vu l'excessive rareté des péricardites hémorrhagiques, si dans ces cas il y a eu véritablement hémopéricarde primitif, spontané, ou s'il n'y aurait pas eu piqûre du cœur et hémorrhagie traumatique.

II

Je viens d'exposer les indications de la paracentèse du péricarde, et les contre-indications qui sont plus nombreuses : une fois l'opération reconnue nécessaire, il faut chercher dans le meilleur *procédé opératoire* les moyens d'en assurer la réussite.

Le premier point est de déterminer le *lieu d'élection* où l'on plongera l'instrument quel qu'il soit, petit trocart à hydrocèle ou trocart plus ou moins capillaire.

Les anciens chirurgiens qui, dépourvus des notions de la diagnose physique, ne pouvaient délimiter les organes par l'auscultation et la percussion, tenaient naturellement à *voir* ce qu'ils faisaient et ils avaient proposé la *trépanation* préalable du sternum. Riolan conseillait d'appliquer l'instrument à un pouce au-dessus de l'appendice xiphoïde. Skiedelrup précisait davantage et proposait de trépaner sur la ligne médiane, au niveau de l'insertion sternale du cartilage de la cinquième côte ; puis, au point où se sentait la fluctuation, il enfonçait, en se guidant sur son doigt, un bistouri étroit dans cette ouverture artificielle. C'était là une mauvaise opération, qui exposait aux chances de la suppuration osseuse, doublait les difficultés et multipliait les hasards. Aussi n'a-t-elle jamais été employée (bien que recommandée par Laennec).

Aujourd'hui, grâce aux moyens physiques d'exploration, la *ponction directe du péricarde* est le seul procédé pratique : or le point d'élection est déterminé par les rapports normaux des organes et les déplacements qu'ils subissent du fait des lésions pathologiques.

L'*artère mammaire* longe le sternum à 4 ou 5 millimètres de distance en moyenne (1) : si l'on ponctionne trop près du sternum, l'instrument peut léser ce vaisseau. On s'expose également à le blesser, si l'on enfonce le trocart entre les cartilages des côtes, écartés à cet effet et nécessairement écornés, selon le précepte formulé par Trousseau (précepte qu'il ne suivit pas lui-même, et qu'il ne fit pas suivre non plus à Jobert, chez ses deux malades). Si, tout en faisant la ponction en dehors de la mammaire interne, on prolonge trop vers le sternum l'incision préalable de la peau, on risque encore de toucher l'artère. D'autre part, si l'on s'écarte trop du vaisseau, on peut tomber sur le cœur ou sur la plèvre.

Si l'on pique trop bas, dans le sixième et à plus forte raison dans le septième espace intercostal, on court le danger de traverser le *diaphragme* refoulé par le foie, et le *foie* lui-même, qui, dans les péricardites chroniques compliquées d'affection cardiaque, est énormément hypertrophié, au point de rejoindre la région splénique.

Enfin, si l'on pique trop haut, dans le quatrième espace intercostal, on est exposé à rencontrer le *cœur*, l'instrument étant plongé à une certaine profondeur. Si l'on choisit pour se guider, d'après le conseil d'Aran, le point où le silence des battements cardiaques est le plus complet, ou d'après Trousseau, le centre de l'espace mat situé au-dessous du niveau du mamelon, la ponction peut également atteindre le cœur, surtout si cet organe est abaissé ; ou bien encore dépasser les

(1) C'est le chiffre indiqué par Cruveilhier et M. Sappey (M. Baizeau donne 10 à 15 millim.). J'ai trouvé 2 à 3 millim. chez les enfants.

limites externes du péricarde, et traverser la *plèvre*, voire même le *poumon*, en sorte qu'au lieu d'une paracentèse du péricarde, on se trouve avoir pratiqué une thoracocentèse et peut-être même un pneumothorax, pour peu qu'il existe des adhérences entre le poumon, la plèvre et le péricarde. Voilà au milieu de quels obstacles, de quels périls le chirurgien doit manœuvrer.

M. Dieulafoy dit avec raison : « Quelle différence avec la paracentèse de la poitrine qui s'est si rapidement vulgarisée ! c'est que là, les craintes et les dangers ne sont plus les mêmes ; le diagnostic est plus simple ; un seul coup de trocart donné dans un espace intercostal constitue toute l'opération. Dans la paracentèse du péricarde, au contraire, il faut compter avec les difficultés et avec l'imprévu ; il y a bien des précautions à prendre pour pénétrer dans l'enveloppe cardiaque, il faut être doué d'une certaine habileté et d'assez de hardiesse. » Mais M. Dieulafoy exagère et se contredit, lorsque, jugeant ailleurs les mérites de la ponction aspiratrice avec une prédilection toute paternelle, il suppose qu'il n'est plus besoin, pour une simple piqûre au péricarde, ni d'habileté particulière, ni de connaissances chirurgicales exceptionnelles. — Même avec les instruments capillaires, il ne faut pas être un opérateur maladroit, si l'on ne veut point s'exposer à plus ou à moins qu'une paracentèse du péricarde.

Et par exemple, éviter le cœur avec n'importe quel instrument perfectionné, ce n'est pas une mince difficulté. Quand on lit avec attention les observations publiées, on est porté à supposer, non pas d'après les accidents qui en sont résultés (car, contre toute attente, ils ont été nuls), mais d'après certaines circonstances de l'opération, que cette *erreur de lieu* est plus fréquente qu'on ne le suppose généralement, et même plusieurs opérateurs l'ont commise sans le savoir.

Ainsi, dans l'observation troisième du très remarquable mémoire de M. Baizeau (1), il s'agit d'un individu qui, opéré une quinzaine de jours auparavant pour une adénite sous-maxillaire, avait été pris d'une péricardite à symptômes rapidement graves. Au dix-septième jour de l'évolution de la maladie nou-

(1) *Gazette hebdomadaire de médecine et de chirurgie*, 1868.

velle, la répétition des accès de suffocation nécessita la paracentèse. Après l'incision du sixième espace intercostal, à trois travers de doigt à gauche du sternum, la *ponction* fut pratiquée. Elle donna issue à « un *liquide couleur de sang veineux*, dont 400 grammes furent recueillis en quelques secondes ». Le malade se sentit soulagé, mais ses forces étaient tellement épuisées qu'il succomba deux heures après. — A l'*autopsie*, on trouva le cœur recouvert, ainsi que le feuillet pariétal du péricarde, de masses fibrineuses nageant dans une petite quantité de sérosité sanguinolente d'un rouge sombre, mêlée de *caillots sanguins*. Il existait dans la plèvre gauche 450 grammes de *sang* qui paraissait provenir de la cavité péricardique.

Dans ce cas, n'est-il pas à croire qu'il n'y a pas eu péricardite hémorrhagique, mais que le sang du péricarde et de la plèvre avait été fourni par le cœur lui-même, blessé dans l'opération? C'est l'idée première qu'avait eue M. Baizeau, fort ému par cet écoulement de sang, et il l'abandonna ensuite en constatant que le jet ne s'en produisait point par saccades isochrones aux battements cardiaques; d'ailleurs, sur le cadavre, il retrouva la plaie du péricarde et non pas celle du cœur.

Des circonstances identiques se présentèrent dans la première des paracentèses que je fis, en 1868 (1). C'était une petite fille de onze ans (Eugénie Dance), malade depuis près d'une année (essoufflement, palpitations), et alitée depuis deux mois et demi. Elle offrait tous les signes d'un épanchement péricardique énorme (2), et, en présence d'accidents urgents, je pratiquai la ponction avec un trocart à hydrocèle d'enfant, dans le cinquième espace intercostal, à un centimètre et demi du bord gauche du sternum. J'eus la même émotion que M. Baizeau, en voyant sortir de la canule du *sang pur*, tout à fait semblable au sang veineux d'une saignée, et qui se coagula presque aussitôt; il y en avait environ 100 grammes. Mais je me rassurai, comme lui, en considérant qu'il n'y avait ni saccades, ni jet intermittent. Le sang coulait d'une manière continue, et même, au lieu d'une syncope que l'on pouvait

(1) J'ai publié l'observation complète dans le *Bulletin de la Société des hôpitaux*, t. VI et VII.

(2) La voussure était considérable et la matité mesurait 17 centimètres de hauteur sur une largeur de 21 centimètres.

craindre, la petite malade éprouvait un peu de soulagement et était ranimée. — Au bout de cinq jours, l'orthopnée, la cyanose, étaient revenues; l'asphyxie semblant imminente, je me décidai à une seconde paracentèse, et je plongeai le trocart, en le dirigeant de bas en haut et de gauche à droite, à 1 centimètre en dehors du point, encore visible, de la première ponction. Rien ne sortit d'abord; mais, quelques gouttes de sérosité rougeâtre s'échappant par la plaie au moment où je retirais la canule, je reportai directement l'instrument d'avant en arrière, et je vis s'échapper à plein jet de la canule, sans interruption ni saccades, 500 grammes de sérosité, d'un rouge brunâtre. Le soulagement fut cette fois immédiat et très-marqué; mais, après trente jours d'une amélioration extraordinaire, où j'espérai une guérison complète, des accidents nouveaux survinrent et emportèrent la petite malade, juste un mois après la deuxième ponction.

A la *nécropsie* (je ne mentionne que les lésions les plus caractéristiques) je trouvai le péricarde transformé en une poche du volume d'une tête de fœtus à terme, le feuillet pariétal réduit à l'état d'une coque dure, tapissée de néomembranes vasculaires; dans l'intérieur du sac péricardique nageaient 300 ou 400 grammes d'un liquide puriforme, teint par de la matière colorante du sang. Le *péritoine* contenait également 500 grammes environ de sérosité rousse sanguinolente. On ne put retrouver aucune trace de ponction sur le ventricule droit.

Ainsi, dans ce fait, il y a eu presque certainement une *péricardite hémorrhagique* (les lésions cadavériques le démontrent); mais, je le déclare avec sincérité et en toute humilité, je crains que le liquide sanguin évacué en petite quantité lors de la première ponction n'ait été fourni directement par une piqûre du ventricule droit.

La possibilité et même la fréquence de ces *blessures* involontaires et inconscientes *du cœur*, sont affirmées par une observation publiée, en 1873, dans la *Gazette des hôpitaux* et dont voici le titre : « Endopéricardite et myocardite; épanchement séreux du péricarde devenant hémorrhagique ; *huit ponctions du péricarde* avec l'aspirateur ; *deux ponctions du cœur*, sans accidents ; mort et autopsie. » — L'auteur de cette curieuse observation en conclut légitimement à l'innocuité de ces *saignées du cœur*, lorsqu'elles sont faites avec les très-petits instruments de la méthode d'aspiration.

Que les opérateurs auxquels il arrive de se tromper sur la destination de leur trocart, surtout quand il est capillaire, traitent l'acident de piqûre *insignifiante*, c'est là une assertion d'apparence fort paradoxale, et cependant les faits semblent la justifier pleinement (1). Voici une observation où non-seulement la ponction du cœur a été inoffensive, mais où elle a été suivie d'une amélioration très-notable et d'une guérison définitive. Lorsque le petit malade succomba, cinq mois plus tard, à une affection cardiaque secondaire, on ne trouva dans le péricarde d'autres lésions que d'anciennes brides celluleuses et des adhérences.

4e OBSERVATION. — Léon Jiguet, âgé de cinq ans, était soigné depuis le 27 juin 1872 pour un rhumatisme articulaire compliqué d'endocardite, quand le 19 juillet il fut pris d'accidents de dyspnée considérables. La percussion montra une matité précordiale étendue, qui n'existait pas les jours précédents. Elle occupait tout l'espace compris entre la première et la septième côte, et dépassait à droite la ligne médiane du sternum. Les bruits du cœur étaient encore perceptibles, mais sourds et voilés. L'état général était mauvais, la face pâle et légèrement bouffie, les jugulaires distendues et la circulation pulmonaire notablement gênée. Le pouls, très-petit, battait plus de cent fois par minute. On diagnostiqua un *grand épanchement péricardique*, et l'on agita la question de l'éventualité d'une ponction.

Les jours suivants, l'anxiété faisant des progrès, l'*opération* fut décidée et pratiquée le 23 juillet. Le trocart capillaire de l'aspirateur Regnard fut introduit à 1 centimètre au-dessous de la pointe du cœur, un peu en dedans de ce point, dans le sixième espace intercostal. Il ne s'écoula d'abord aucun liquide. Le trocart fut alors poussé un peu plus avant, et, comme dans le fait précédent, je vis sortir par la canule du sang d'abord, mêlé à de la sérosité, puis absolument pur, analogue à du *sang veineux*, sans jet saccadé. 200 grammes furent ainsi

(1) Cette innocuité serait prouvée aussi par les anciennes expériences d'acupuncture de M. Cloquet, sur le cœur des lapins; par celles de M. Bouchut, sur l'homme, et par les expériences de MM. Legros et Onimus et de M. Steiner, qui ont pu pratiquer impunément l'électro-puncture du cœur.

évacués, et l'on ne retira l'appareil que parce qu'on voyait l'enfant pâlir et défaillir. Immédiatement après la ponction, la voussure précordiale et la matité avaient sans aucun doute diminué; les bruits du cœur étaient plus superficiels, mais l'enfant était pâle, couvert de sueur, le pouls imperceptible. Il fut très-souffrant toute la journée et manqua plusieurs fois de perdre connaissance. Cependant, contre toute attente, la nuit fut bonne ; le lendemain, on constata une détente dans tous les symptômes; la dyspnée notamment était tout à fait tombée.

Les jours suivants, j'assistais à la disparition graduelle et régulière de tous les signes physiques de la péricardite: non-seulement la voussure précordiale s'affaissa, mais elle fut remplacée par une véritable dépression sous-claviculaire. Vers le 29 juillet il ne restait plus que les signes de l'endocardite antécédente (souffle systolique à la pointe).

Cette amélioration ne se démentit pas, malgré la complication d'une légère pleurésie qui survint dans le mois suivant et alterna avec une nouvelle poussée de rhumatisme articulaire. Pendant trois mois, l'enfant resta dans nos salles et fut observé avec soin: la péricardite ne se reproduisit jamais, mais nous assistâmes aux progrès d'une *affection organique du cœur*, qui se compliqua bientôt de congestions passives dans tous les viscères. Au commencement de décembre, la dyspnée était devenue permanente, et le décubitus horizontal impossible: le cœur était énorme, avec une matité transversale considérable. On entendait à la pointe un bruit de souffle systolique, et, vers la base, les bruits devenaient sourds, mal frappés, et simulaient à certains moments du frottement péricardique, sans qu'on pût l'affirmer. Après une période d'asystolie qui dura une quinzaine de jours, la mort survint par syncope.

Avant d'ouvrir la poitrine, je répétai sur le cadavre l'opération de paracentèse telle que je l'avais pratiquée sur le vivant. Il fut reconnu que l'aiguille pénétrait dans la cloison interventriculaire pour ressortir à la partie postérieure du ventricule droit. Par conséquent, bien que l'écoulement sanguin, pendant la ponction, eût eu lieu sans saccades, il était évident qu'il provenait directement du cœur droit. On ne trouva, du reste, aucune trace de l'ancienne piqûre.

Le péricarde était doublé à la face externe de son feuillet

fibreux de tractus celluleux rougeâtres, qui l'unissaient intimement à la paroi sternale. Les feuillets pariétal et viscéral de la séreuse étaient intimement reliés l'un à l'autre, de telle façon que le cœur se trouvait comme emprisonné au milieu des adhérences. Il n'avait pas subi une hypertrophie aussi considérable qu'on aurait pu le croire : les parois étaient seulement très-dilatées, et ses orifices manifestement insuffisants; la valvule mitrale était épaissie, rétractée et rugueuse.

En résumé, l'enfant avait succombé aux progrès d'une *dilatation du cœur* avec *insuffisance mitrale*, consécutive elle-même à une *adhérence généralisée des feuillets du péricarde.*

En dépit des assurances données par les faits expérimentaux et cliniques, je me refuse à admettre cette *insignifiance* parfaite et constante des piqûres du cœur dans la parencentèse du péricarde; pénétrer uniquement dans la cavité péricardique pour évacuer le liquide sera toujours le procédé le plus sûr pour l'opérateur et le plus sain pour l'opéré.

Un autre incident, préjudiciable au malade et désagréable pour le chirurgien, c'est la *ponction sèche* (1) à laquelle celui-ci est exposé, même en piquant au lieu d'élection.

Comme dans la pleurésie, ces ponctions sèches tiennent presque toujours à la grande épaisseur des pseudo-membranes ou à leur disposition aréolaire. Mais, dans la plèvre, le feuillet pariétal, si épaissi qu'on le suppose, est fixé intimement à la face interne du thorax, et lorsqu'il résiste à un premier coup de trocart, il se laisse traverser aisément par un deuxième, qui pénètre plus profondément sans crainte de léser le poumon. Pour le péricarde, il n'en est plus ainsi : décuplé d'épaisseur, dur comme du cuir, il fuit devant l'instrument qui a traversé l'espace intercostal, à cause de la laxité de ses attaches. On peut se convaincre, en répétant l'opération sur le cadavre, de la réalité de cette disposition anatomique, qui est la cause d'insuccès fréquents. Pour entrer dans la poche péricardique ainsi indurée, il faut enfoncer très-profondément l'instrument (M. Chairou le fit pénétrer à 6 centimètres au delà de la paroi précordiale); et alors, pour peu qu'on ne soit pas exactement dans la direction voulue, on blesse infailliblement le cœur.

(1) Observations d'Aran, Trousseau, etc.

Toutefois, il est juste de dire que, grâce à l'appareil instrumental nouveau, moindre est cette difficulté : la petite aiguille de l'aspirateur Dieulafoy traverse facilement les tissus les plus rigides, sans les refouler devant elle, pour peu qu'on ait la précaution de l'enfoncer perpendiculairement à la paroi thoracique, et non pas suivant une direction oblique. C'est faute d'avoir enfoncé tout droit le trocart, qu'il m'est arrivé deux fois de faire d'abord une ponction sèche. Il faudra toujours ponctionner le péricarde comme la plèvre, directement d'avant en arrière, sauf ensuite à incliner légèrement en bas la pointe de l'aiguille, selon le conseil de M. Dieulafoy, afin d'éviter le ventricule pendant la systole.

Le lieu d'élection pour la paracentèse du péricarde sera donc, pour nous, le *cinquième espace intercostal*, au point intermédiaire entre le sternum et le mamelon, un peu plus près de ce dernier, à la condition que l'instrument pénètre par un coup droit, d'avant en arrière.

M. Chairou, après avoir précisé le lieu où battait la pointe du cœur, a ponctionné dans ce cinquième espace intercostal, à 2 centimètres *en dehors du mamelon;* de cette façon, évidemment, il ne pouvait léser ni le cœur ni *à fortiori* l'artère mammaire; mais il tombait nécessairement sur le feuillet réfléchi de la plèvre. Cette piqûre capillaire a été inoffensive cette fois, comme dans bien d'autres; peut-on compter qu'elle le serait toujours ?

La ponction, au point que je viens de fixer, est de règle généralement admise (1). Mais l'exception peut être commandée par les variations du point où vient battre l'extrémité du cœur. Ainsi, le plus souvent, retenu par les gros vaisseaux, il reste immergé à la partie supérieure du liquide, au niveau du quatrième espace intercostal ou de la cinquième côte; mais il n'est pas rare de le voir abaissé, pour peu qu'il soit dilaté et glo-

(1) D'après les résultats des injections péricardiques, le lieu d'élection serait situé dans le quatrième ou le cinquième espace intercostal, et à 6 centimètres en dehors du bord gauche du sternum. Toutefois, ces limites ne sont pas absolues ; elles sont susceptibles de quelques modifications, suivant la conformation particulière du sujet » (Dieulafoy.) — Il faut dire, avant tout, suivant les modifications produites dans les rapports des organes par l'épanchement.

buleux, ou bien encore, attiré vers le diaphragme par des brides celluleuses péricardiques. Dans ce cas, on est obligé de piquer plus bas, vers le *sixième espace intercostal.* C'est ce que j'ai été obligé de faire chez l'enfant Jiguet (obs. 4) où la pointe du cœur frappait contre la sixième côte, et aussi chez la petite Bert (obs. 5); même en abaissant autant la ponction, je n'ai pu éviter le cœur chez le premier de ces malades. — En dernière analyse, il ne faudra arrêter le lieu d'élection qu'après avoir établi la situation de la pointe du cœur autant qu'on peut le faire par la vue, la palpation et l'auscultation.

La région où le chirurgien doit manœuvrer pour respecter tous les organes importants étant fort étroite, il est évident que plus le trocart sera petit et plus il y aura chance de terminer l'opération sans fâcheux incident; aussi les *instruments capillaires* sont-ils de beaucoup préférables aux trocarts, même de petit calibre, employés jusque dans ces derniers temps pour la paracentèse du péricarde. Il faut complétement renoncer aux anciens instruments pour les épanchements péricardiques, bien plus encore que pour les collections pleurales où l'on pourrait à la rigueur les utiliser dans certains cas particuliers.

Doit-on, pour encore plus de sécurité, faire une *incision préalable* de la paroi thoracique avec une lancette ou un bistouri? Certes il y a des objections à cette opération préparatoire : elle ralentit l'opération principale; elle est douloureuse (et l'on ne peut guère user du chloroforme chez des malades déjà demi-asphyxiés), et elle n'est guère applicable sur les enfants. Je ne l'ai faite dans aucune de mes paracentèses; mais pourtant, instruit aujourd'hui par l'expérience, je me demande s'il ne vaut pas mieux passer par-dessus ces inconvénients, du moins pour l'opération pratiquée chez les adultes; c'est un moyen d'agir plus à coup sûr (1), et l'on ne doit alors ponctionner que si l'on *voit* la collection liquide soulever le feuillet péricardique.

Une des difficultés de l'opération était autrefois l'insuffisance de l'*évacuation du liquide* collecté. Les *appareils aspirateurs* ré-

(1) Toutefois, le moyen n'est pas infaillible, puisque Desault s'y trompa.

pondent aujourd'hui parfaitement à cette indication : ils permettent surtout de ne plus laisser de canule à demeure dans la plaie, pratique mauvaise qui, sous prétexte d'empêcher le liquide restant de fuser dans le médiastin ou la plèvre, exposait à la suppuration de ces organes. Avec le trocart capillaire, une fois l'instrument retiré de la plaie, les tissus divisés se rétractent immédiatement, et la petite ouverture (qui ne se révèle à l'autopsie que par une fine ecchymose) se referme aussitôt et s'oppose au passage du liquide dans les tissus environnants. — *L'entrée de l'air* dans le péricarde, accident qui s'est présenté dans plusieurs opérations (1) (sans avoir en apparence d'influence fâcheuse), est naturellement impossible.

Quoi qu'en ait écrit Trousseau, qui se pressa trop de les condamner à l'avance (2), les appareils capillaires de ponction aspiratrice ont des avantages incontestables sur les anciens instruments, au point de vue de la sécurité de la piqûre et de la facilité d'évacuation du liquide; que l'on donne la préférence à l'aiguille de M. Dieulafoy, « qui porte le vide avec elle », ou au petit trocart de M. Potain, muni d'une canule aussi fine que cette aiguille, la paracentèse rendue plus aisée perd conséquemment de ses dangers.— Il ne faudrait pourtant pas abuser de cette sécurité qui n'est que relative, et s'imaginer que, le liquide se reproduisant d'une façon à peu près constante, on pourra répéter la ponction aussi souvent que se renouvellera l'épanchement. Dans presque tous les faits observés, la collection s'est reformée, et cependant les opérateurs, même ceux qui avaient réussi une première fois, ont hésité pour une seconde tentative et ont reculé devant une troisième, sauf dans un seul cas où l'opérateur a poussé jusqu'à la huitième. Ajoutons que la mort viendrait bientôt arrêter ces recommencements dangereux des paracentésistes trop confiants (3).

(1) Entre autres, chez un malade d'Aran : au moment de la ponction (suivie d'injection iodée) l'air pénétra dans le sac péricardique en faisant entendre un bruit de gargouillement

(2) « Il est sans profit d'essayer des diverses manœuvres qu'on a conseillées pour hâter l'évacuation du liquide, l'usage des pompes aspirantes n'étant d'aucun secours, et compliquant d'une manière fâcheuse le manuel opératoire. »

(3) A l'autopsie de cette petite fille de onze ans et demi, huit fois ponctionnée, on trouva encore dans le péricarde 810 grammes de liquide chocolat.

Pour empêcher la reproduction du liquide, les praticiens ont pensé à importer dans les épanchements péricardiques la méthode des *injections médicamenteuses*, si facile après la thoracocentèse, si nécessaire dans les empyèmes et parfois si efficace, même quand la pleurésie est tuberculeuse. Mais combien les conditions sont différentes : les mêmes difficultés qui accompagnent la paracentèse du péricarde se représentent pour l'injection. En la supposant faite une première fois à la suite d'une ponction réussie, il faudra la répéter, c'est-à-dire recommencer préalablement la ponction, qui est toujours une opération délicate. Quant à placer un drain dans le sac péricardique, il ne saurait en être question. La canule à demeure, qui seule pourrait être appliquée, exposerait à des dangers multiples, tels que la suppuration du sac membraneux, l'effusion du pus dans le tissu cellulaire du médiastin, etc. Un système de lavages réguliers est donc impraticable.

D'ailleurs, qu'on se rappelle les conditions anatomiques du péricarde, transformé en un kyste à parois épaisses, sans aucune tendance à la cicatrisation ou même à la rétraction : qu'on les compare aux phénomènes qui se passent dans la plèvre à la suite de la thoracocentèse, où le poumon et la paroi thoracique se rapprochent toujours l'un de l'autre, et l'on reconnaîtra qu'il est impossible d'espérer, pour la péricardite chronique, une amélioration durable au moyen des injections. Aussi, bien que certains auteurs aient proposé cette méthode, et qu'elle compte pour adhérents (au moins théoriquement), des noms tels que Laennec et Richerand, je crois qu'elle ne saurait, dans la majorité des cas, donner que des résultats médiocres. — Peut-être serait-elle praticable et avantageuse aussitôt après la ponction. Aran a rapporté l'histoire d'un de ses malades, jeune homme de vingt-quatre ans, tuberculeux, qui, atteint d'un vaste épanchement péricardique, fut ponctionné une première fois : une injection iodée fut immédiatement pratiquée ; puis, plus tard, une seconde, après reproduction du liquide. Cette fois, la guérison parut complète, si ce n'est que la tuberculose pulmonaire antécédente suivit son évolution habituelle. Mais, dans ce fait jusqu'à présent unique, il n'est pas prouvé que l'injection iodée ait été indispensable à la cure.

III

Les détails dans lesquels je suis entré précédemment sont comme les considérants du jugement qu'il me reste à formuler sur la *valeur thérapeutique de la paracentèse dans les épanchements du péricarde.*

J'ai montré que l'opération trouve rarement son application par suite de la complexité des lésions propres à la maladie, soit primitives, soit secondaires, et surtout en raison des complications qui sont fréquentes et aussi sérieuses que l'affection même.

J'ai montré que l'opération était difficile, hasardeuse, et que le chirurgien devait hésiter en raison de ces difficultés, de ces dangers, et surtout quand il n'avait aucun espoir raisonnable de guérison.

J'ai montré inversement, que dans un nombre de cas restreint, il y avait indication d'agir, et indication quelquefois pressante; exemple : les grands épanchements aigus d'origine rhumatismale où la vie est très-menacée, et les vastes collections chroniques lorsque la nature tuberculeuse n'en est pas évidente.— Mais j'ai fait voir aussi que, même dans ces conditions moins défavorables, la ponction du péricarde qui ne présente, théoriquement ni pratiquement, les mêmes avantages que la thoracocentèse, constitue une opération *incomplète*, en ce sens qu'on ne peut la répéter ni en poursuivre les effets, en modifiant par des injections variées l'état pathologique de la séreuse; l'action salutaire n'a qu'un moment, et il est presque impossible de la continuer, de la soutenir, comme on le fait dans la pleurésie.

Voyons maintenant quels ont été les *résultats* soit immédiats, soit consécutifs de la paracentèse.

Il ne faut pas s'en rapporter, pour cette appréciation, aux pathologistes qui ont proposé la ponction, pour ainsi dire platoniquement, et qui l'ont beaucoup vantée sans l'avoir jamais faite. Interrogeons ceux qui l'ont pratiquée; et encore, examinons de près leurs observations, afin d'être bien sûrs que, dans leur façon d'envisager les faits, ils n'ont pas été dupes d'une illusion optimiste.

Dans une statistique assez complète que j'ai dressée, et qui porte sur quatorze faits publiés, on compte un nombre considérable de morts et infiniment petit de guérisons. Mais il est bon, pour préciser davantage, de distinguer les cas où le décès a eu lieu très-peu de temps après l'opération et peut, dans une certaine mesure, lui être imputée, et ceux où les malades ont survécu un nombre de semaines ou de mois suffisant pour que la terminaison fatale ne doive pas être mise au compte du chirurgien, mais attribuée justement à la péricardite elle-même ou à ses complications.

Les sujets de la première catégorie sont au nombre de six (presque la moitié) ; et la mort ayant suivi de très-près la paracentèse (de deux heures à cinq jours) (1), elle a dû être sinon causée, du moins hâtée par l'opération. — Les trois sujets de

(1) Observateurs : Baizeau, deux heures; Desault, Roger, un jour; Heger, trois jours; Chaillou, quatre jours et Trousseau, cinq jours. — Voici le fait qui m'appartient : 5° OBSERVATION. — *Ponction du péricarde dans un cas de péricardite avec épanchement considérable : soulagement. Le lendemain, formation de caillots du cœur ; mort presque subite.* — Caroline Bert, âgée de douze ans, souffrante depuis trois semaines, entre, le 23 mars 1869, à l'hôpital des Enfants. Lors de son arrivée, elle présente les symptômes d'une *péricardite pseudo-membraneuse* sans épanchement considérable au devant du cœur; il n'y a pas de voussure, mais la matité s'étend du deuxième au cinquième espace intercostal, et je perçois distinctement, près du sternum, un bruit de frottement péricardique. — Les jours suivants, malgré l'application de révulsifs locaux et de dérivatifs intestinaux, j'assiste aux progrès de l'épanchement ; dès le 25 mars, la matité a augmenté d'un demi-centimètre en tous sens, et la dyspnée est beaucoup plus considérable. — Cet état reste stationnaire pendant quelques jours, mais bientôt (le 5 avril) je constate d'une façon certaine les nouveaux progrès de l'épanchement ; cette fois, il y a de la voussure précordiale, et, de plus, il se produit une congestion hépatique aiguë qui devient une véritable complication.

Le 14 avril, la situation est pire. La voussure et la matité précordiales sont énormes ; cette dernière remonte au premier espace intercostal, et déborde latéralement le sternum d'un centimètre. La pointe du cœur, notablement abaissée, bat au niveau de la sixième côte, à un travers de doigt en dehors du mamelon, *et ses battements sont très-visibles.* A l'auscultation on n'entend ni frottement, ni souffle ; les bruits du cœur sont sourds et éloignés.

Le lendemain, les accidents croissant, je me décide à *ponctionner le péricarde.* En raison de l'abaissement de la pointe du cœur, je dus faire pénétrer le trocart dans le sixième espace intercostal, à égale distance entre le cœur

la deuxième série ont succombé (non plus *par*, mais *malgré* la ponction) à la permanence de la péricardite et à la reproduction de l'épanchement (1).

et les vaisseaux mammaires. L'instrument fut poussé avec force, sans incision préalable des couches musculaires, la pointe dirigée de gauche à droite, et un peu de bas en haut. Il avait pénétré à une profondeur de 2 à 3 centimètres, et pourtant, lorsque je retirai le poinçon, il ne s'écoula rien de la canule, ni sang, ni sérosité. J'introduisis alors un stylet pour savoir la cause de cette ponction sèche, et j'eus la sensation d'un corps résistant, élastique, que je considérai comme le péricarde épaissi. Réintroduisant la canule, je fis une ponction un peu plus profondément, et j'eus la satisfaction de voir s'écouler un plein jet de liquide. Je pus évacuer ainsi 780 grammes de sérosité verdâtre, fortement albumineuse.

Immédiatement après l'opération, la matité avait considérablement diminué : dans la journée, la respiration devint plus facile ; la nuit suivante fut bonne. L'amélioration continuait le lendemain ; à sept heures du matin, la petite fille avait toute sa connaissance et n'accusait aucune souffrance particulière. Mais un changement soudain s'opère à sept heures et demie ; l'enfant est prise tout à coup d'un accès de suffocation violent ; elle pâlit, puis se cyanose, en même temps que ses extrémités se refroidissent ; en moins de trois heures la mort arrive.

L'autopsie montra une distension considérable du péricarde, qui occupait presque toute la poitrine et refoulait les poumons dans la gouttière vertébrale. Ses parois étaient fort épaisses et tapissées de granulations tuberculeuses ; à la face interne se voyaient des fausses membranes tomenteuses, tachetées d'ecchymoses au niveau de la pointe du cœur ; des adhérences cellulo-fibreuses unissaient les deux feuillets du péricarde dans une étendue d'environ 3 centimètres, et remontaient le long de la face antérieure du cœur, ce qui expliquait le peu d'intensité de la voussure observée pendant la vie. A 1 centimètre à droite de la pointe du cœur se voyait l'ouverture de pénétration du troeart. A ce niveau se trouvaient de nombreux tractus fibreux, qui, s'ajoutant à l'épaississement du sac péricardique, donnaient la raison de la difficulté qu'avait présentée la ponction.

Le *cœur* était augmenté d'un tiers de son volume ; les cavités ventriculaires, surtout le ventricule droit, étaient remplies complètement par des *caillots sanguins noirâtres*. La bifurcation de l'*artère pulmonaire* se trouvait oblitérée par un caillot fibrineux, cause probable de la mort rapide. L'examen microscopique fit voir, outre ces lésions, celles d'une *myocardite* avancée. (Communiquée à la *Société des hôpitaux*, avril 1869.)

(1) Observateurs : Roger, mort après cinq semaines (péricardite chronique simple) ; Chairou, après cinq semaines (péricardite et tubercules) ; Schuh, après six mois (cancer du médiastin et du péricarde).

En regard de cette liste, qui semble plutôt un nécrologe, je ne puis placer qu'un fait de *vraie guérison*, un seul ! C'est celui de M. Champouillon, que j'ai cité plus haut (p. 24) ; et la *guérison* est incontestable et elle fut *complète*, puisque l'heureux opéré était, après seize mois, en état de se livrer aux pénibles travaux de manœuvre snr un bâtiment marchand.

Trois autres malades peuvent être considérés comme ayant été *guéris incomplétement ;* la collection péricardique disparue, une symphyse cardiaque s'était probablement établie; l'un mourut cinq mois plus tard d'une affection organique du cœur consécutive à ces adhérences généralisées ; les deux autres, qui furent perdus de vue après quelques mois, paraissaient devoir succomber prochainement à la tuberculose.

On lit dans l'ouvrage de M. Dieulafoy un dernier fait très-analogue aux deux précédents : cinquante jours après la paracentèse, l'opéré est envoyé à l'asile de convalescence de Vincennes; la veille de son départ, il est dans l'état suivant : « malade toujours amaigri, toujours cyanosé ; ongles devenus hippocratiques » ; et le rédacteur de l'observation la résume ainsi : « *guérison* après ponction, d'un épanchement séro-purulent considérable du péricarde ». — La conclusion ne semble pas dans un rapport exact avec les prémisses.

5 guérisons *incomplètes*, et 1 seule guérison *absolue* sur 14 opérés : c'est une proportion minime et peu encourageante. Trousseau cite bien, dans sa *Clinique*, deux autres exemples de succès qui seraient consignés dans le grand *Dictionnaire des sciences médicales*, et il prétend qu'un chirurgien américain en aurait obtenu plusieurs, dans des cas désespérés ; mais je me méfie un peu de ces faits anciens ou venus de si loin. Trousseau raconte pareillement qu'Aran lui aurait dit, quelques jours avant sa mort, avoir en portefeuille trois cas de guérison : mais j'ai même méfiance à l'endroit des succès inédits.

N'oublions pas cependant (et toutes les observations en font foi), qu'après la paracentèse du péricarde le soulagement des malades est immédiat et considérable.

Si l'opération n'a point, sauf exceptions, de vertu *curative* (au milieu des redoutables accidents de la péricardite, elle ne peut guère être qu'un expédient, comme la trachéotomie dans un croup infectieux), du moins est-elle formellement indiquée comme moyen *palliatif;* et, dans les crises que subit le malade atteint d'un grand épanchement péricardique, dans ces crises qui le précipitent à la mort ou l'y conduisent lentement et infailliblement, la ponction devient une ressource suprême.

A la fin de cette longue étude sur la péricardite et son traitement chirurgical, étude dont l'observation de M. Chairou a été l'occasion, je me résume en cette conclusion dernière :

Malgré les progrès indéniables récemment accomplis dans le manuel opératoire, la paracentèse du péricarde restera toujours un « acte hardi », *audax facinus*, a dit van Swieten; mais il ajoute aussitôt son célèbre axiome : *potius anceps remedium quam nullum*. Il faut, en effet, que dans ces dures épreuves, dans ces terribles atteintes de la maladie, l'homme de l'art intervienne avec tous ses moyens; il faut que, dans la péricardite chronique, il sache parfois oser l'opération : parfois la fortune thérapeutique aide les audacieux, surtout quand l'audace de l'opérateur est fortifiée par la science du praticien et contenue par la conscience de l'honnête homme.

Relativement à M. le docteur Chairou, dont je viens de rapporter l'intéressant travail et l'habile opération, j'ai l'honneur de proposer à l'Académie les conclusions suivantes : 1° adresser des remercîments à l'auteur; 2° déposer très-honorablement son observation aux archives. — Si la condition du domicile n'était changée pour M. Chairou, j'aurais demandé pour lui davantage, c'est-à-dire le renvoi de son travail à la commission des correspondants nationaux.

BIBLIOTHÈQUE NATIONALE R.F. IMPRIMÉS

PARIS. — IMPRIMERIE DE E. MARTINET, RUE MIGNON, 2.

48

www.ingramcontent.com/pod-product-compliance
Ingram Content Group UK Ltd.
Pitfield, Milton Keynes, MK11 3LW, UK
UKHW021124230726
13926UKWH00002B/638

9 782014 108071